Kurkuma
Das Wundergewürz mit Heilwirkung

von
Michael Iatroudakis

Bibliografische Informationen der Deutschen Nationalbibliothek: Die Deutsche Nationalbibliothek verzeichnet diese Publikation in der Deutschen Nationalbibliografie; detaillierte bibliografische Daten sind im Internet über dnb.d-nb.de abrufbar.

ISBN-13: 978-1530360680
ISBN-10: 1530360684

Hinweis:

Diese Publikation wurde nach bestem Wissen recherchiert und erstellt. Verlag und Autor können jedoch keinerlei Haftung für Ideen, Konzepte, Empfehlungen und Sachverhalte übernehmen.

Die publizierten Tipps und Ratschläge sind als Hilfen zu verstehen, um jeweils zu eigenen Lösungen zu kommen. Bei offenen Fragen kontaktieren Sie bitte Ihren Hausarzt.

Das Buch ersetzt nicht eine medizinische Behandlung / Therapie oder eine krankheitsbedingte Ernährungstherapie / Beratung. Der Autor und der Verleger können keine absolute Garantie für Ihr persönliches Ergebnis übernehmen. Sie handeln in allen Fällen eigenverantwortlich.

Als Leserin und Leser dieses Buches möchten wir Sie ausdrücklich darauf hinweisen, dass keine Erfolgsgarantien oder Ähnliches gewährleistet werden können. Auch kann keinerlei Verantwortung für jegliche Art von Folgen, die Ihnen oder anderen Lesern im Zusammenhang mit dem Inhalt dieses Buches entstehen, übernommen werden.

Der Leser ist für die aus diesem Buch resultierenden Ideen und Aktionen selbst verantwortlich.

Reproduktionen, Übersetzungen, Verbreitung, Weiterverarbeitung oder ähnliche Handlungen zu kommerziellen oder nichtkommerziellen Zwecken sowie Wiederverkäufe sind ohne die schriftliche Zustimmung des Autors nicht gestattet.

Inhaltsverzeichnis:

Einleitung

Heute kennt man gegen fast jedes Leid ein Mittel. Die Medizin forscht immer weiter und macht stetige Fortschritte bei der Entwicklung neuer, moderner Medikamente. Dabei verliert man heute schnell aus den Augen, dass die besten, wirksamsten und bekömmlichsten Mittel immer noch aus der Natur kommen. Diese Erkenntnis hatten bereits Naturvölker und alte Kulturen.

So kommt es, dass in Asien das gelbe Gewürz und Wundermittel Kurkuma schon seit Jahrtausenden bekannt ist. Dort wird es schon lange als Heilmittel für viele verschiedene Symptome verwendet. In Deutschland hingegen gewinnt das Gewürz erst seit kurzer Zeit an Popularität. Langsam lernt man das Universalheilmittel, als solches schätzen, während man es bisher nur als einfache Zutat im Gewürzschrank fand.

Begleiten Sie mich in die wunderbare Welt von Kurkuma.

Ich wünsche Ihnen eine Menge Inspiration.

Ihr
Michael Iatroudakis

Die Geschichte der gelben Wurzel

In Südostasien konnte sich die gelbe Wurzel, die wir heute Kurkuma nennen, schon früh einen Namen machen. Allerdings kennt man die Pflanze nicht nur unter einem einzelnen Namen, sondern gleich unter mehreren. Auf Grund der charakteristischen Farbe des Gewürzes, gab man ihm den Namen Gelbwurz. Eine andere Bezeichnung ist indischer Safran. Im lateinischen wird die Wurzel als Curcuma longa bezeichnet. Aus botanischer Sicht gehört die Wurzel zur Familie der Ingwergewächse. Auch mit der Alpinia und Kardamom ist das Gewächs botanisch verwandt.

Während die Pflanze selbst bis zu einem Meter hoch wachsen kann, zählt am Ende für die Verwendung nur die Knolle. Diese liegt als Speicher der Pflanze, für alle wichtigen Stoffe unter der Erde. Bei der Ernte ist es wichtig darauf zu achten, dass man nicht aus Versehen die Wurzeln mit den Knollen verwechselt. Dieser Fehler passiert schnell, da eine große Ähnlichkeit besteht.

Die Herkunft der gelben Wurzel lässt sich in den Großraum Ostasien einordnen. Speziell fand es allerdings in Indien Anwendung. Hier werden sie auch heute noch in den indischen Hauptanbaugebieten angebaut und geerntet. Bereits vor rund 5.000 Jahren verehrte man die Knollen der Kurkuma-Pflanze in Indien und sprach ihr heilende Kräfte zu. Als

Heilkraut gegen alle Leiden wurde die Knolle bald nicht nur in Indien verwendet. So findet man sie noch heute neben der Ayurvedischen Medizin auch in der Chinesischen Medizin, kurz TCM.

Während die Kurkuma-Pflanze in China ebenfalls seit mehreren tausend Jahren als Heilpflanze bekannt ist, schaffte sie ihren Weg in den Osten und somit nach Europa, vorerst nur als schlichtes Gewürz. Dabei verwendete man ebenfalls die Knolle der Pflanze, die getrocknet und anschließend zu Pulver verarbeitet wird. Die medizinische Wirksamkeit des Kurkuma spielt jedoch erst seit der Mitte des 20. Jahrhunderts auch in Europa eine Rolle. Seitdem beschäftigt sich besonders die Forschung mit dem gelben Pulver.

Die besonderen Wirkungen des Kurkuma wurden seither in zahlreichen Studien geprüft und häufig bestätigt. Trotz der Tatsache, dass die Pflanze in ihrer medizinischen Verwendung erst so spät in Europa anerkannt wurde, ist Kurkuma heute die am besten erforschte Heilpflanze weltweit.

Kurkuma, eines der ältesten Heilmittel

Bereits früh wurde in Indien entdeckt, welche Möglichkeiten die kleine, gelbe Knolle bietet. Nicht ohne Grund wurde Kurkuma sogar verehrt. Der Grund für die Wirkung des Mittels blieb jedoch lange Zeit unerforscht. Wie bei vielen Heilpflanzen wird von der Kurkuma-Pflanze nur die Knolle, nahe der Wurzel verwendet, die die meisten, wertvollsten Inhaltsstoffe birgt.

Heute weiß man, dass der besondere Stoff, der der Pflanze ihre Eigenschaften verleiht, das Curcumin ist. Dieser Inhaltsstoff wird auf Grund seiner intensiven, gelben Farbe auch unter der Kennung E100 als Lebensmittelzusatz verwendet. Dabei dient das Curcumin entweder als Färbemittel oder auch als Geschmacksträger. Allerdings handelt es sich bei dieser Verwendungs-Möglichkeit um eine moderne Option, die vor tausend Jahren noch, als Färbemittel nur eine nebensächliche Rolle spielte.

Der Zweck auf Grund dessen die Kurkuma-Pflanze seit 5.000 Jahren bekannt ist, ist die medizinische Wirksamkeit. Das Curcumin zeigt in diesem Bereich eine weite Bandbreite an Wirkungsweisen. Grundlegend lässt sich sagen, dass die allgemeine Gesundheit durch das Curcumin verbessert und das Immunsystem gestärkt wird. Als spezielle Wirkungen lässt sich sagen, dass das Curcumin schmerzstillend, entzündungshemmend, Knochenabbau hemmend und sogar krebshemmend ist. Auch in Bezug auf den Cholesterinspiegel, Diabetes und einige geistige Krankheiten lässt sich eine positive Reaktion feststellen. Das Allheilmittel Kurkuma hilft dabei dem ganzen Körper und beeinflusst nicht nur ein Organ, sondern wirkt positiv auf das ganze System.

Das in Kurkuma enthaltene Curcumin kann in verschiedenen Formen eingenommen werden. Wenn sie sich für Kurkuma interessieren, können sie es bei verschiedenen Händlern in Form von Pulver kaufen. Dieses Pulver kann pur konsumiert, eingebacken oder eingelegt werden.

Kurkuma bei:

- Herzinfarkt / Schlaganfall

Wer heute gefährdet ist einen Schlaganfall oder auch einen Herzinfarkt zu bekommen, ist auf die passenden Medikamente angewiesen. Diese Probleme werden in der Regel durch einen zu hohen Cholesterinspiegel ausgelöst. Um diesen stetig zu senken und einen angemessenen Pegel zu halten, ist eine regelmäßige Einnahme von Medikamenten nötig. Die synthetischen Medikamente, die im Regelfall verschrieben werden, gehen jedoch mit erheblichen Nebenwirkungen einher, die den Körper angreifen.

Viele wollen sich auf Grund dieser Nebenwirkungen lieber von den synthetischen Stoffen ab und den natürlichen Stoffen zu wenden. Die Behandlung durch natürliche Medikamente ist auf die Dauer weniger aggressiv, als durch die sogenannten Synthetika.

Wenn sie ihren Arzt nach einem natürlichen Mittel, zum Senken des Blutdrucks fragen, wird dieser ihnen Kurkuma, als eines der ersten Heilmittel nennen. Das Curcumin der gelben Wurzel senkt den Cholesterinspiegel und wirkt dabei antioxidativ.

Die Gefahr eines hohen Cholesterinspiegels wird erst dann wirklich kritisch, wenn der Stoff Cholesterin zu oxidieren beginnt und dabei die Blutgefäße angreift. Dieser Vorgang nennt sich auch oxidativer Stress und beginnt durch die allzeit präsenten freien Radikale im Körper. Wenn dieser oxidative Stress den ordnungsgemäßen Abbau von Fetten verhindert, steigt der Cholesterinspiegel und es kommt zu Ablagerungen. Bei diesem Vorgang entsteht auch die Arteriosklerose, eine Form der Ablagerung, die zu einem erhöhten Herzinfarkt- oder Schlaganfall-Risiko führt.

Durch die antioxidative Wirkung des Curcumin wird die Oxidation des Cholesterins gehemmt. Durch diese Minderung des oxidativen Stresses kann der Stoffwechsel und speziell der Abbau der Fette einwandfrei funktionieren und die Bildung einer Arteriosklerose wird verhindert.

Ein weiterer häufiger Risikofaktor für derartige Herzkrankheiten, ist ein zu hoher Homocysteinspiegel. Durch einen zu hohen Homocysteinspiegel, kann es zu Ablagerungen und zu dünnen Gefäßwänden kommen. Die im Kurkuma enthaltenen Vitamine B6 und B12 können diesen Prozess verhindern, indem sie den Homocysteinspiegel senken und auf einen normalen Level halten.

- Entzündungen

Wie auch die verwandte Pflanze Ingwer ist das Pulver aus der Kurkuma Knolle sehr beliebt, während der Erkältungssaison. Die Heilpflanze ist eine echte Stütze für das Immunsystem und wirkt zu dem entzündungshemmend. Diese Wirkung ist sehr hilfreich, wenn es um die Bekämpfung von normalen Erkältungen und Infektionen geht. Das Kurkuma-Pulver erzeugt diese Wirkung, da der in der Wurzel enthaltene Wirkstoff Curmin die Enzyme NO-Synthase, Lipoxygenase und Cyclooxygenase hemmt. Neben Krankheiten, wie Grippe und normalen Erkältungen, wurde eine heilende Wirkung bei Arthritis-Fällen nachgewiesen.

Bei der sogenannten rheumatoiden Arthritis handelt es sich um eine Entzündung im Gelenkbereich. In einer Studie, die bereits im Jahr 2012 in Indien durchgeführt wurde, verglich man Arthritis-Patienten miteinander. Jeder Patient erhielt eine andere Behandlung. Die Teilnehmer Zahl der Studie umfasste ganze 45 Patienten. Jeder Erste erhielt ausschließlich eine Dosis Kurkuma am Tag, jeder Zweite ein synthetisches Medikament und jeder Dritte eine Mischung aus beidem. Dabei stellte sich während langwieriger Betrachtungen heraus, dass die Patienten den besten Genesungsprozess aufwiesen, die die reine Dosis Kurkuma zu sich nahmen. Auch hier profitieren Patienten bei der Einnahme von Kurkuma-Pulver als Medikament, von den gänzlich ausbleibenden Nebenwirkungen.

Eine weitere Studie wurde wenig später mit einer Teilnehmerzahl von 1.000 Arthrose-Patienten durchgeführt. In dieser zweiten Studie teilte man die Patienten in zwei Gruppen, die jeweils unterschiedlich medikamentös behandelt wurden. Eine Gruppe wurde mit synthetischen Medikamenten, sogenannten steroidalen Entzündungshemmern behandelt. Die Zweite Gruppe der Studien-Teilnehmer nahm jeden Tag eine gleichmäßige, festgelegte Dosis Kurkuma-Pulver zu sich.

Wieder konnte man bei der zweiten Gruppe, die mit Kurkuma-Pulver behandelt wurde, einen besseren Fortschritt im Krankheitsverlauf feststellen, als bei der anderen. Dabei war nicht die Rede von einzelnen Fortschritten und Verbesserungen. Die Patienten wiesen eine Verbesserung aller zuvor bestehenden und benannten Probleme und Symptome auf.

Der Nachteil der synthetischen Medikamente besteht in der Vielzahl an Nebenwirkungen, die diese mit sich bringen. So werden teilweise Erfolge in der Behandlung mit steroidalen Entzündungshemmern, häufig von unerwünschten, parallel auftretenden, neuen Leiden überschattet. Die aggressive Wirkungsweise der Medikamente kann in einigen Fällen mehr Schaden als Nutzen anrichten.

Bei der täglichen Einnahme einer gewissen Dosis Kurkuma-Pulver treten nach aktuellem Forschungsstand keine bedenklichen Nebenwirkungen auf. Der Patient profitiert in diesem Fall von der vollkommen natürlichen Behandlung durch die gelbe Wurzel. Die positiven Studien-Ergebnisse, die zu Gunsten des Kurkuma-Pulvers ausfallen, hängen jedoch nicht nur mit dem entzündungshemmenden Effekt des Heilmittels zusammen. Eine genauso entscheidende Rolle spielt die schmerzlindernde Wirkung des Heilmittels.

Durch die Hemmung der durch die Krankheit verursachten Schmerzen, wird gleichzeitig auch die Beweglichkeit der betroffenen Gelenke erhöht. Diese Kombination aus Schmerzlinderung und Entzündungshemmern stellt eine natürliche und trotzdem wirksame Alternative zu steroidalen Medikamenten dar.

Dafür bleiben einem die ungeliebten Nebenwirkungen erspart, die im Ernstfall sogar zu Organ-Schäden, Herz-Problemen und Kreislauf-Problemen führen können.

- Hemmt Tumorbildung

Ein altes Sprichwort besagt, dass noch gegen jedes Leid ein Kraut gewachsen ist. Auch wenn das Sprichwort in vielen Fällen Recht behält, so gibt es doch noch heute Krankheiten, die nicht einmal die fortschrittliche Medizin unserer Zeit heilen kann. Zu diesen Krankheiten zählt Krebs. Jährlich sterben viele Menschen an dieser Krankheiten, egal ob es sich dabei um Blutkrebs, Brustkrebs, Lungenkrebs oder auch Gebärmutterhalskrebs handelt. Zwar gibt es viele Fälle in denen der betroffene Patient, meist durch Chemotherapien oder operative Eingriffe gerettet werden konnte. Allerdings sterben genauso viele an den Symptomen, da ein allgemeines Heilmittel noch lange nicht gefunden ist.

Auch wenn man noch weit davon entfernt ist ein Heilmittel oder sogar ein vorbeugendes Mittel gegen Krebs zu finden, ist Kurkuma mittlerweile ein angesehenes Mittel in der Behandlung von Krebs-Patienten. Das Curcumin, das im Kurkuma-Pulver enthalten ist, wirkt hemmend auf die Bildung von Tumoren. Um diesen Vorgang und die Wirkungsweise des Kurkumin im Körper zu verstehen, sollte man sich zuerst darüber im Klaren sein, wie dieses Krankheitsbild entsteht. Krebs in seinen vielen verschiedenen Formen, kann entweder vererbt werden, aber auch völlig ohne eine solche Vorgeschichte in der Familie ausbrechen. In jedem Fall mutieren zu Anfang des Entstehungsprozesses zuvor gesunde und positive Zellen im Körper. Dies hängt mit einem Fehler oder auch Defekt im Erbgut zusammen. Diese neuen mutierten Zellen stehen den positiven Zellen gegenüber. Wenn ein Ungleichgewicht zwischen den verschiedenen Gene im Erbgut entsteht, beginnen die neuen Zellen sich unweigerlich und in rasantem Tempo zu vermehren. Dabei fällt gleichzeitig auch das natürliche Reparatur-System des Körpers aus, welches die Vermehrung der Zellen normalerweise kontrollieren würde.

Die mutierten Zellen sind so aufgebaut, dass der Körper sie nicht als Bedrohung erkennt und somit auch nicht gegen sie vor geht. Dieser Fehler hängt damit zusammen, dass die Krebszellen die Eigenschaften der einer gesunden, unbedenklichen Zelle gleichsetzen. Auf diese Eigenschaften reagiert der Abwehrmechanismus des Körpers nicht. So kann der Tumor schnell und ungehindert wachsen, ohne das man ihn im Normalfall erkennt. Die meisten Tumore werden erst mit dem Eintreten erster Symptome entdeckt, wenn es eigentlich schon fast zu spät und der Tumor zu groß ist.

Das Kurkuma-Pulver ist in der Krebs-Forschung besonders angesehen, da es Krebspatienten bei der Überwindung ihrer Krankheit helfen soll. Denn der Wirkstoff Kurkumin hemmt das Wachstum des Krebs. Dabei greift der Inhaltsstoff direkt bei der Vermehrung der Krebszellen ein und verlangsamt und kontrolliert diesen Vorgang. Diese Wirkungsweise des Kurkumin erwies sich besonders bei Magen-Krebs, (Dick)Darm-Krebs, Leber-Krebs, Haut-Krebs und Brustkrebs als effektive Unterstützung des Genesungsprozesses.

Durch diese Eigenschaft und Wirkungsweise des Kurkumin wurde in zahlreichen Studien der Krebs-Forschung ebenfalls ein positiver Einfluss auf bereits bestehende Tumore im Brust-Bereich festgestellt. Dabei konnte man sehen, dass der Brustkrebs bei Patienten der Studie an der Ausbreitung gehindert wurde. Die Tumorbildung konnte gehemmt und insbesondere die Bildung von neuen Metastasen verhindert werden. Im Gegensatz zu der Metastasenbildung bei anderen Patienten, wurde die Metastasenbildung bei, mit Kurkuma-Pulver behandelten Patienten soweit gehemmt, dass eine Ausbreitung bis in die Lunge verhindert werden konnte.

Auf der einen Seite lässt sich die Wirksamkeit des Kurkumin damit begründen, dass es den natürlichen Abwehrmechanismus des Körpers unterstützt. Durch die Einnahme von Kurkuma-Pulver reagiert der Körper zunehmend auf Krankheitserreger und greift diese an. So beginnt der Körper auch auf die getarnten Krebszellen zu reagieren und diese zu kontrollieren.

Zudem sind bei der Bildung und beim Wachstum von Tumoren sogenannte Transkriptionsfaktoren beteiligt, die für diesen Prozess notwendig sind. Diese Transkriptionsfaktoren liefern die Gene, die im Prozess der Zellteilung benötigt werden, um ein weiteres Wachstum zu ermöglichen. Das in Kurkuma-Pulver enhaltene Kurkumin wirkt jedoch als eine Art Schalter, in Bezug auf die Transkriptionsfaktoren. Bei einer regelmäßigen Einnahme der gelben Wurzel kann die Bereitstellung von Transkriptionsfaktoren vollständig blockiert werden. Durch das Fehlen der Transkriptionsfaktoren, wird die Teilung von Zellen gestoppt und der Tumor breitet sich nicht mehr aus.

Ein weiterer Faktor des Curcumin, der dem Genesungsprozess von Krebspatienten zu Gute kommt, ist die zellschützende Wirkung. Das Kurkumin des Kurkuma-Pulvers wird nach der Einnahme abgebaut und in die Lipiddoppelschicht gesunder Zellen eingebaut. Durch diesen Vorgang werden die Membranen der Zellen stabilisiert und die Anfälligkeit für Krankheitserreger reduziert. Dies gilt jedoch ausschließlich für gesunde Zellen. Bereits mutierte, kranke Krebszellen werden durch den Einbau des Kurkuma sogar geschwächt.

So werden die noch gesunden Zellen geschützt und im gleichen Zuge alle Krebszellen anfällig für die Behandlung gemacht.

- Alzheimer

Neben Krebs ist die Krankheit Alzheimer eine der Krankheiten, die noch lange nicht vollständig erforscht ist. Ebenso gibt es noch kein Heilmittel, dass vorbeugend oder nachträglich eingenommen werden kann. Bei 24 Millionen erkrankten Alzheimer-Patienten weltweit, ist der Wunsch nach einem Heilmittel jedoch sehr groß. Die Forschung befasst sich nun schon lange mit dieser Krankheit, zu der schon viele Studien und auch Theorien existieren.

Grundsätzlich geht man davon aus, dass sich sogenannter Plaque im Gehirn ablagert und die Zellen angreift. Das Plaque besteht aus Eiweißen, die nicht irgendwelche Zellen angreifen, sondern sich gezielt an die Nervenzellen des menschlichen Gehirns setzen. Dadurch entsteht das Krankheitsbild, das wir unter dem Namen Alzheimer kennen. Die kognitiven Leistungen der betroffenen Personen beginnen dabei nachzulassen. Mit fortschreitender Krankheit nehmen die Symptome immer mehr zu und die geistigen Fähigkeiten der Patienten immer mehr ab.

Die Nervenzellen werden zunehmend beeinträchtigt und gehen schließlich unter. Im Endstadium einer

17

Alzheimer-Erkrankung kann man in der Regel bei 20 Prozent der Zellen einen teilweise vollständigen Verlust der Funktionen feststellen. Dieser Verlust führt zu den bekanntesten Symptomen einer Alzheimer-Erkrankung, wie der Verlust des Kurzzeitgedächtnisses, Verwirrung und der Verlust von Erinnerungen. Allerdings leiden die betroffenen Alzheimer-Patienten an viel mehr als diesen offensichtlichen Problemen.

Auch im Fall von Alzheimer wird Kurkuma bevorzugt bei der Behandlung von Patienten eingesetzt.

Dies hängt mit den Ergebnissen vieler Fallstudien zusammen, die bei Alzheimer-Patienten durchgeführt wurden. Eine von vielen Studien wurde von einem Arzt in Japan durchgeführt. Dieser unterzog drei seiner Patienten einer einjährigen Betrachtung. In diesem Zeitraum therapierte er die Alzheimer-Patienten mit eine täglichen Dosis Kurkuma-Pulver.

Die Wirkung des Pulvers zeigte sich hauptsächlich in der Linderung von emotionalen Störungen. Die Erfolge, die sich in diesem Bereich zeigten, bezogen sich auch die Erregbarkeit, Reizbarkeit, Angstzustände, Apathie und auch die kognitiven Leistungen der Patienten. Die Behandlung schlug bei den Patienten jeweils unterschiedlich an, was zu stark differenzierten Ergebnissen und Erfolgen führte. Bei einigen Patienten konnten so große Erfolge erzielt werden, dass diese ihre Verwandten wieder erkennen konnten.

Grund für diese Erfolge ist die antioxidative, entzündungshemmende und entgiftende Wirkungsweise des Inhaltsstoffs Curcumin. Das bei der Krankheit Alzheimer im Gehirn abgelagerte Plaque führt an dieser Stelle zu Entzündungen und zu dem bereits zuvor erwähnten Oxidativen Stress. Durch die entzündungshemmende Wirkung verursacht das Plaque weniger Schäden an den Nervenzellen. Die antioxidative Eigenschaft des Kurkuma-Pulvers wiederum sorgt dafür, dass die Oxidationsprozesse der Eiweiße gehemmt werden, die den Nervenzellen ebenfalls zusetzen. Somit behandelt das Kurkumin Ursache und Folge zugleich, da es die Bildung und Ablagerung neuen Plaques hemmt und die Nervenzellen vor starker Beschädigung schützt.

Die regelmäßige Einnahme von Curcumin in Form von Kurkuma-Pulver macht sich nicht nur bei bereits betroffenen Alzheimer-Patienten bemerkbar. Auch bei Personen, bei denen auf Grund von Alzheimer-Fällen in der Familie ein erhöhtes Risiko besteht, kann Kurkuma-Pulver als vorsorgendes Mittel eingenommen werden. Denn es verhindert nicht nur den Abbau der Neutronen, sondern beeinflusst auch den Aufbau von Neutronen positiv. Dies ist möglich, durch die antioxidative Wirkung, die im Stande ist Oxidationsprozesse zu blockieren und die Bildung erster Plaques zu verhindern.

Durch diese Verhinderung oder Auflösung von Eiweißablagerungen, kann das Gehirn schneller arbeiten, da ein besserer, schnellerer Informationsaustausch zwischen den Neutronen ermöglicht wird. Dadurch werden auch die geistigen Funktionen von Alzheimer-Patienten weniger eingeschränkt, als sie es ohne den Einsatz von Kurkumin währen.

- Atemwegserkrankungen

Die vorteilhaften Eigenschaften des im Kurkuma-Pulver enthaltenen Kurkumin kommen nicht nur Alzheimer-Patienten und Krebs-Patienten zu Gute, sondern auch zahlreiche Patienten, die unter einer Atemwegserkrankung leiden.

Diese sind sehr zahlreich und vielseitig, doch bei allen zeigt die entzündungshemmende, schmerzlindernde, antioxidative Wirkung des Kurkumin einen positiven Effekt. Zu den weit verbreiteten, chronischen Atemwegserkrankungen, die durch Kurkumin behandelt werden können, zählen die chronisch obstruktive Lungenerkrankung, kurz COPD, das akute Atemnotsyndrom, kurz ARDS und die akut-inflammatorische Lungenerkrankung, kurz ALI. Auch das allergische Asthma unter dem viele Patienten leiden lässt sich durch den Wirkstoff Kurkumin therapieren.

Für diese Krankheiten setzte man in der Regel Kortikosteroide(Medikamente mit entzündungshemmenden Eigenschaften) ein, die die Entzündung der Atemwege lindern sollten. Diese synthetischen Medikamente wurden jedoch zu Beginn des Jahres 2008 einer umfangreichen Studie unterzogen. Dabei stellte sich heraus, dass die Kortikosteroide nicht so wirksam sind, wie zuvor angenommen. Der Studie zufolge ist die antioxidative Wirkung dieser Mittel, wenn überhaupt vorhanden, zu gering um den Oxidativen Stress der Krankheiten zu hemmen. Trotzdem werden vielen Patienten mit einer chronischen Atemwegserkrankung noch heute diese synthetischen Medikamente verschrieben.

Kurkumin hingegen wurde ebenfalls in zahlreichen Studien geprüft und für effektiv bei chronischen Atemwegserkrankungen befunden. Ein großer Vorteil ist die Natürlichkeit dieses Heilmittels. Neben dem völligen Ausbleiben von schwerwiegenden Nebenwirkungen liefert das Kurkumin des Kurkuma-Pulvers auch natürliche Polyphenole. Dieser sekundäre Pflanzenstoff ist in der Lage, durch die Eliminierung freier Radikale die entzündlichen Signalwege im Körper zu verändern. Durch diesen Eingriff werden die Entzündungen im Bereich der Atemwege kontrolliert und verringert.

Eine spezielle Erkrankung im Bereich der Atemwege ist die Lungenfibrose. Bei diesem Krankheitsbild erkrankt das Lungengewebe des betroffenen Patienten. Dabei bildet sich zu viel Bindegewebe in unkontrollierten Maßen zwischen den Lungenbläschen, den sogenannten Aveolen. Auch bei dieser Krankheit musste man 2007 in einer Studie feststellen, dass die bisher angewendeten Medikamente nicht effektiv genug sind. Die Therapie mit Kurkuma-Pulver fällt auch in diesem Fall weitaus erfolgreicher aus.

Die Ursachen für Lungenfibrose sind zahlreich und sehr unterschiedlich.Dazu zählen Luftverschmutzung, Zigarettenrauch, Chemotherapie, Strahlentherapie und weitere Einflüsse aus dem Beruf und der Umwelt.

Bei Lungenfibrosen, die durch eben jene Belastungen, wie Strahlung oder Giftstoffe verursacht wurden, zeigte das Kurkumin seine positive Wirkung. In zahlreichen Studien konnten Erfolge bei Patienten mit Lungenfibrose erzielt werden, die sich mit Kurkuma-Pulver therapieren ließen.

- Lebererkrankungen

Die Krankheiten, die im Bereich der Leber und Galle verursacht sind zahlreich und können sich auf verschiedenste Art und Weise äußern. Die Patienten, die von einer der Störungen betroffen sind, haben entweder nur mit mittelschweren Beschwerden zu kämpfen oder aber mit einem schlimmeren Fall, der sogar lebensgefährlich werden kann. Egal, um welche

Art der Lebererkrankung es sich dabei handelt, einer regelmäßigen Untersuchung und stetigen Therapie wird kein Betroffener aus dem Weg gehen können.

Bei dieser Therapie wird in der Regel ein Mittel der Schulmedizin eingesetzt. Dabei handelt es sich um synthetische Medikamente, die zu allerlei schwerwiegenden Nebenwirkungen führen können. Eine beliebte Alternative zu diesen aggressiven, chemischen Medikamenten, ist die Therapie mit Kurkuma-Pulver.

Bei der Wahl dieser Therapie muss der betroffene Patient sich auch keine Gedanken auf mögliche Wechselwirkungen mit anderen Medikamenten machen.

Die Funktionen der Gallenblase und Leber lassen sich im einzelnen grob wie folgt zusammenfassen: Die Gallenblase speichert die Gallenflüssigkeit, die sie später für den Prozess der Verdauung zur Verfügung stellt und in andere Verdauungsorgane transportiert. Die Leber wiederum ist für die Speicherung von Fett und Zucker verantwortlich, sowie für deren Umwandlung. Zudem ist eine Aufgabe der Leber der Abbau von unerwünschten Giftstoffen.

Die beiden Organe sind wichtige Bestandteile des Körpers, die Zentrale Funktionen und Rollen erfüllen. Je nach Krankheit werden Teile dieser Funktionen beeinträchtigt und teilweise sogar eingestellt.

Im Bereich der Galle sind Entzündungen, Gallensteine und Störungen üblich, wenn es um Krankheitsbilder geht. Diese Krankheiten werden meist durch eine zu gute oder zu schlechte Produktion an Gallenflüssigkeit verursacht.

Im Bereich der Leber hingegen haben die meisten betroffenen Patienten mit dem Reizdarmsyndrom, Tumoren oder funktionellen Störungen zu kämpfen. Egal, um welche Störung es sich handelt, es steht fest, dass eine Schädigung in einem der Organe sich gleichzeitig auf das andere auswirkt. So bleibt bei der Erkrankung der Leber die Gallenblase nicht unbeeinflusst und gesund, da die Organe im Organismus direkt voneinander abhängen.

Der gelbe Inhaltsstoff Kurkumin des Kurkuma-Pulvers, wird immer häufiger als natürliches Heilmittel von Leber- und Gallenbeschwerden angewendet. Die Therapie erfolgt mit einer regelmäßigen, festgelegten, täglichen Dosis über einen längeren Zeitraum. Während synthetische Stoffe mittlerweile als ineffektiv ausgeschrieben wurden, gilt das Kurkumin als ausgesprochen wirkungsvoll.

Eine Wirkung des Kurkumin, das besonders bei einer Beeinträchtigung des Gallenflusses vorteilhaft ist, ist die Anregung der Produktion, von Gallenflüssigkeit. Durch diese Eigenschaft kann man mit Kurkumin Krankheiten begegnen, die das Symptom eines gehemmten Gallenflusses mit sich bringen. Bei einem zu starken Gallenfluss sei jedoch von dem Konsum von Kurkuma-Pulver abzuraten. Durch die erhöhte Gallenproduktion, sorgt das Kurkuma-Pulver jedoch dafür, dass Fette im Verdauungsprozess besser abgebaut werden können.

Ein weiterer Vorteil, den der Inhaltsstoff Kurkumin für Patienten mit Leber- und Gallenbeschwerden birgt, ist die entzündungshemmende Eigenschaft es gelben Gewürzes. Durch diese Eigenschaft werden die durch Gallenbeschwerden entstehenden Symptome gelindert.

Besonders interessant ist das gute Zusammenspiel der Kombination aus Entzündungshemmer und Gallenfluss-Förderer. Diese Verbindung der beiden Eigenschaften verursacht nicht nur eine Therapie der Symptome, sondern auch eine Lösung der Ursachen von Gallenbeschwerden. Zu den Symptomen von Gallenbeschwerden zählen Beschwerden, wie Sodbrennen, Erbrechen, Übelkeit und Bauchschmerzen, sowie Völlegefühl und ein Blähbauch.

Das in Kurkuma-Pulver enthaltene Kurkumin ist zu dem in der Lage die Schmerzen dieser genannten Symptome zu lindern und Krämpfe zu lösen. Besonders im Magen-Darm-Bereich ist diese Eigenschaft sehr positiv.

So können Beschwerden, die durch die Organe Leber und Gallenblase ausgelöst werden verringert werden.

Das Kurkumin sorgt dafür, dass die Muskelfasern bei der Verdauung entkrampfen und entspannen. So wird der Magen-Darm-Bereich beruhigt und die Verdauung erleichtert.

Auch im Bereich der Galle und Leber hemmt das Kurkumin die Bildung von Tumoren, durch seine entzündungshemmende und schmerzlindernde Eigenschaft.

- Darmerkrankungen

Darmerkrankungen können in sehr akuter und schwerwiegender Form auftreten. In der Regel handelt es sich bei den meisten jedoch nur um Verdauungsbeschwerden, die zwar unangenehm aber nicht lebensgefährlich sind. Da beinahe jeder einmal mit diesen Beschwerden konfrontiert wird und es sich dabei um teilweise sogar regelmäßig auftretende Beschwerden handelt, lehnen viele Patienten die Therapie durch synthetische Medikamente ab. Bei einmaliger Einnahme ist einem mit dieser Schulmedizin sicher geholfen. Auf die Dauer lösen diese jedoch unangenehme Nebeneffekte aus.

Diese Nebenwirkungen bleiben dem Patienten in der Regel erspart, wenn dieser sich einer natürlichen Alternative zuwendet. Zu diesen Alternativen zählt auch das Kurkuma-Pulver der gelben Wurzel. Der darin enthaltene Inhaltsstoff Kurkumin ist sehr effektiv bei der Behandlung von Verdauungsbeschwerden. Neben fehlender Nebeneffekte, haben Patienten auch keine Probleme mit Wechselwirkung bei gleichzeitiger Einnahme anderer Medikamente. Damit diese Heilmittel jedoch wirkt, ist eine bloße Einnahme als Gewürz im Essen nicht ausreichend. Der Patient muss regelmäßig, sogar täglich eine große, geregelte Dosis des gelben Pulvers zu sich nehmen, damit dieses seine volle Heilkraft entfalten kann.

Verdauungsbeschwerden können durch verschiedene Ursachen ausgelöst werden. Entweder handelt es sich dabei um eine temporäre Erkrankung, wie eine bakterielle oder virale Infektion, oder aber um einen Tumor oder ein Geschwür. Alle diese Erkrankungen des Darms äußern sich durch Symptome, wie Bauchschmerzen, Magenschmerzen, Durchfall, Blähungen, Verstopfungen und andere Magenprobleme.

Natürlich sind Tumore und Geschwüre weitaus schwerwiegendere Erkrankungen des Darms und bedürfen einer längern und intensiveren Behandlung, die nicht in jedem Fall zum Erfolg führt.

Natürlich deuten diese Symptome in der Regel nicht auf den Ernstfall hin, sondern zeugen von einem ungesunden Lebensstil, einer ungesunden Ernährung, viel Stress und einem damit verbundenen Mangel an Bewegung. Die Ursachen für Darmerkrankungen sind noch viel zahlreicher und müssen nicht im einzelnen genannt werden.

Fest steht, dass man mit dem gelben Pulver aus der Kurkuma Wurzel diese Symptome, bei egal, welcher Ursache effektiv behandeln kann. Auch den Verdauungsbeschwerden kommt in diesem Fall die anregende Wirkung des Kurkumin auf die Gallenblase zu Gute. Durch die erhöhte Produktion von Gallenflüssigkeit, wird der gesamte Verdauungsprozess erleichtert. Zudem eliminiert dieser geförderte Gallenfluss einen der häufigsten Auslöser für Darmbeschwerden. Denn Fett löst häufig Probleme, wie Sodbrennen, Magenschmerzen und Übelkeit aus. Durch den Gallenfluss wird der Abbau des Fetts jedoch verbessert und diese Symptome verringert. Neben dem Inhaltsstoff Kurkumin regt vor allem das ätherische Öl Turmeron der Kurkuma-Wurzel die Gallenblase an. Die beiden Inhaltsstoff sind in Kombination miteinander ein effektiver Anstoß für die Verdauung.

Durch den steigende Flüssigkeitshaushalt im Darm, können die Fette der Verdauung verstärkt gespalten werden und der Darm verzeichnet einen höheren pH-Wert. Dieser Aspekt verursacht wiederum einen aktiveren und effektiveren Prozess bei der Verdauung, da die verantwortlichen Enzyme bei einem hohen pH-

Wert im Darm effektiver funktionieren. Trotz der Tatsache, dass das Kurkumin der gelben Wurzel nur indirekt in die Verdauung eingreift, lindert es bestehende Darmbeschwerden effektiv, natürlicher und milder als herkömmliche Schulmedizin.

Wer im Darmabschnitt mit Tumoren oder Geschwüren konfrontiert wird, kann sich ebenfalls auf das Wunderheilmittel Kurkumin verlassen. Das Pulver hindert den Tumor und ähnliche Krankheiten daran weiter zu wachsen und lindert gleichzeitig die Symptome und damit verbundene Schmerzen.

Entgiften mit Kurkuma

In unserer täglichen Umwelt finden sich immer mehr giftige Metalle, mit denen wir und unser Körper in engen Kontakt kommen. Da sie in vielen Teilen unseres Alltags stecken, ist es praktisch unmöglich, diesen Stoffen aus dem Weg zu gehen. Früher oder später kommt man mit ihnen in Berührung.

Allerdings sind diese Metalle je giftiger für uns je mehr wir mit ihnen in Kontakt kommen. Die giftigen Metalle wirken sich auf Immunsystem, Leber, Darm, Niere und weitere Organe direkt oder indirekt aus. Um seinen Körper von diesen Stoffen zu reinigen, bieten sich viele verschiedene Optionen der Entgiftung an.

Quecksilber ist eines dieser giftigen Metalle. In Bezug darauf wurde in einer 2010 veröffentlichten Studie festgestellt, dass Kurkuma den Körper bei der Ausleitung von Quecksilber unterstützen kann.

Die Ausleitung von Quecksilber wird durch die Einnahme von Selen vorgenommen. Dieses Mittel hat eine stark antioxidative Wirkung, ebenso, wie das Kurkumin des Kurkuma-Pulvers. Die beiden Mittel in Kombination sorgen für eine Reduktion des oxidativen Stresses und somit für eine effektive Entgiftung.

Neben einer erfolgreichen Entgiftung stellte die Studie auch noch eine zusätzliche Verbesserung der Leber- und Nieren-Werte fest.

Kurkuma / Dosierungsempfehlung

Kurkuma ist hier zu Lande schon lange als Gewürz bekannt. Mit der Erkenntnis, dass der Inhaltsstoff Kurkumin des gelben Pulvers, sich positiv auf unseren Körper, das Immunsystem und das Gehirn auswirkt, folgten auch neue Anwendungen. Bisher fand man das Gewürz nur in kleinen Mengen im Essen. Während es beispielsweise in Curry zwar seine Farbkraft und seinen Geschmack entfalten kann, zeigt sich bei der Einnahme dieser Speisen nicht die volle Wirkung des Kurkumin.

Daher wurde in Studien die richtige Dosis des Kurkumin erforscht, welche nötig ist um die bestmöglichen Erfolge bei der Therapie mit dem Gewürz zu erzielen.

In Indien werden schon seit Jahrtausenden tägliche größere Mengen des Pulvers verzehrt. Dort gilt es schon seit den Naturvölkern als Universalheilmittel für alle bekannten Krankheiten und soll auch völlig gesunde Personen bei täglicher Einnahme vor möglichen Krankheiten schützen.

Heute ist auch in Europa durch die Forschung bekannt, dass es ungefähr 3 bis 5 Gramm benötigt, um von der vollen Heilkraft des Kurkumin zu profitieren.

Für die richtige Dosierung des Kurkuma-Pulvers lässt sich jedoch kein allgemeines Maß festlegen. Je nachdem zu welchem Zweck und wie intensiv es konsumiert werden soll, ist es notwendig, die Dosis neu auszurichten.

Der häufigste Grund für die Einnahme ist derzeit ganz unabhängig von einer bestehenden Krankheit. Man will gerade in den kalten Jahreszeiten durch eine tägliche Dosis Kurkuma-Pulver sein Immunsystem stärken und für die kommenden Erkältungswellen wappnen. Für diese Art der Anwendung ist eine kleine Dosis völlig ausreichend, da man sie über einen längeren Zeitraum und ohne bestehende Beschwerden zu sich nimmt.

Bei akuten Beschwerden hingegen sollten größere Mengen eingenommen werden. Bei einer Einnahme von 5 Gramm pro Tag sollte man sich jedoch einen begrenzten Zeitraum festlegen und danach eine geringere Dosis einnehmen.

Das Gewürz schmeckt in kleinen Mengen und in Speisen fantastisch. Sobald man allerdings eine Dosis von 3 bis 5 Gramm als pures Pulver zu sich nimmt, ist der Geschmack schon weniger verlockend. Das pure Pulver entfaltet einen bitteren, stechenden Geschmack. Daher sollte man seine tägliche Dosis in viele kleine Einheiten teilen und über den Tag hinweg in mehreren Portionen zu sich nehmen.

Wem die Einnahme kleinerer Mengen dann noch immer schwer fällt, der kann sein Pulver mit Zutaten, wie Früchten oder anderen Gewürzen strecken. Dadurch kann ein angenehmerer Geschmack kreiert werden.

Des Weiteren gibt es zahlreiche Rezepte, die man sich unbedingt einmal ansehen sollte, wenn man an der regelmäßigen Einnahme von Kurkuma interessiert ist. Diese Rezepte enthalten Kurkuma in effektiver Dosierung und schmecken dazu auch noch wunderbar.

Nebenwirkung / Nicht einnehmen bei...

Im Gegensatz zu herkömmlichen synthetischen Medikamenten und der üblichen Schulmedizin, hat man bei der Einnahme von Kurkuma beinahe keine Probleme mit auftretenden Nebeneffekten. Das Gewürz aus der gelben Wurzel ist vollkommen natürlich und beeinflusst den Körper auf milde, natürliche Art und Weise. Doch auch wenn das Kurkuma-Pulver nicht so aggressiv wirkt, wie alternative Behandlungs-Mittel, sollte man sich vor der regelmäßigen Einnahme einer größeren Dosis mit seinem Arzt oder Apotheker darüber unterhalten.

Die Kurkuma-Pflanze wird allgemein, schon seit Jahrtausenden in Indien als Universalheilmittel eingesetzt, dass wirksam gegen jede Krankheit sein soll. Auf diese allgemeine Wirksamkeit gegen Krankheiten sollte man sich besser nicht verlassen. Ein Beispiel für die negative Auswirkung von Kurkuma auf den Organismus, zeigt sich bei der Einnahme des Gewürzes während eines Gallenleidens.

Leidet man unter einem verringerten Gallenfluss, so kann das Kurkumin eine große Hilfe sein. Trotzdem kann in Einzelfällen eine negative Reaktion auftreten. In diesem Fall ist ebenfalls ein Arzt zu kontaktieren.Wer unter einem zu starken Gallenfluss leidet, sollte unbedingt auf die Einnahme von Kurkuma verzichten. Das Kurkumin regt die Produktion der Gallenblase zusätzlich an und kann so bestehende Beschwerden noch verschlimmern.

Auch wenn Kurkuma als Wunderheilmittel gilt, sollte man sich nicht vollkommen auf seine Wirksamkeit verlassen. Auch hier ist Vorsicht gefragt. Wenn ein mit Kurkuma behandeltes Symptom, wie Magen- oder Gallenbeschwerden nicht innerhalb von drei Tagen abklingt, ist es dringend erforderlich, einen Arzt aufzusuchen.

Teilweise kann das Kurkumin der Wurzel selbst zu Magenbeschwerden, wie Sodbrennen oder Krämpfen führen. Dies hängt jedoch vom Patienten ab und konnte nur in Einzelfällen festgestellt werden.

Die gelbe Wurzel wurde bereits zahlreichen Studien unterzogen und gilt als gut erforscht. Allerdings bieten die bisherigen Studien noch keinen Aufschluss über den Einfluss des Kurkumin auf schwangere oder stillende Frauen. Daher sollte man die Einnahme von großen Dosen Kurkuma während dieser Zeit lieber vermeiden. Gleiches gilt auch für Babys, Kleinkinder, Kinder und Jugendliche bis zu einem Alter von 18 Jahren. Der Einfluss des Kurkumin auf die Entwicklung von Kindern ist ebenfalls unklar.

Nachwort

Das gelbe Wunderheilmittel Kurkuma ist also nicht nur als Gewürz empfehlenswert. Was man in Indien schon seit Jahrtausenden weiß, entdecken wir langsam auch für uns und unseren Umgang mit Krankheiten.

Es lohnt sich das Kurkuma-Pulver im Schrank stehen zu haben, sei es um das Curry gut zu würzen oder eine größere Menge pur oder in Form eines Rezepts zu sich zu nehmen.

Zahlreichen Krankheiten kann man mit diesem Heilmittel begegnen und den Genesungsprozess positiv beeinflussen und unterstützen. Eine empfehlenswerte Anwendung des Kurkumin ist der regelmäßige Konsum während der kalten Jahreszeiten, um sich auf die kommenden Erkältungswellen vorzubereiten.

Doch egal ob man das Kurkuma-Pulver gegen Krebs, Alzheimer-Erkrankungen, diversen Entzündungen Atemwegserkrankungen, Magen-Darm-Beschwerden oder eine bloße Erkältung einnimmt:

Die Dosierung und die Wirkung des Pulvers sollte zuvor bei einem Arzt des Vertrauens abgeklärt werden, da auch dieses natürliche Wundermittel selten zu unerwünschten Nebenwirkungen führen kann.

Ich wünsche Ihnen eine Menge Gesundheit.

Ihr
Michael Iatroudakis

Quellen

http://www.zentrum-der-gesundheit.de/kurkuma.html

http://www.apotheken-umschau.de/Heilpflanzen/Kurkuma-Wie-gesund-ist-das-Gewuerz-185877.html

http://www.gesundheit.de/wissen/haetten-sie-es-gewusst/ernaehrung/was-ist-curcuma

http://www.kurkuma-wurzel.de/

http://www.dr-feil.com/lebensmittel/kurkuma-curcuma.html

http://www.zeitenschrift.com/artikel/kurkuma-gegen-jedes-leid-ist-ein-kraut-gewachsen#.VglQA-yqpBd

http://www.huffingtonpost.de/2015/04/29/kurkuma-gedaechtnis-studie-krebs-_n_7171708.html

http://info.kopp-verlag.de/medizin-und-gesundheit/gesundes-leben/pf-louis/kurkuma-laesst-den-ueberlasteten-koerper-auf-sechsfache-weise-gesunden.html

http://www.zentrum-der-gesundheit.de/curcuma-anwendung-ia.html

http://www.heilpflanzen-welt.de/2006-01-Kurkuma-Fast-ein-Wundermittel/

http://www.flacherbauch.com/kurkuma-gewuerz.html

http://www.wir-essen-gesund.de/kurkuma-ein-hauch-aus-indien/

Über den Autor

Lizensierter Fitness-Trainer, Fitness-Lehrer, zertifizierter "MovNat" Trainer, Ausbildung zum Heilpraktiker, Autor, Solopreneur, Digitaler Nomade und Lebenskünstler... ;)

Bereits erschienen (Bücher / eBooks):

Die Matrix-Diät: „Abnehmen m. Körper, Geist & Seele"

Der Smoothie-Guide …ein unterhaltsamer Ratgeber

Xylit „Das süße Wundermittel"
Der Paleo-Lifestyle: Steinzeitfitness im 21. Jahrhundert

Der Matcha Tee: Das grüne Wunder aus Japan

Das Kokosöl: Das Geheimnis äußerer Schönheit, stabiler Gesundheit und grenzenloser Energie

Die Steinzeit-Diät: In 28 Tagen zum Wohlfühlgewicht

Die Smoothie-Diät: Gesund und lecker abnehmen mit selbstgemachten Smoothies

Kolloidales Silber: Das natürliche Antibiotikum für Mensch, Tier und Pflanze

Moringa Baum: Mehr Gesundheit, mehr Energie und jünger aussehen mit dem Wunderbaum

Die Zistrose: Das Wunderkind unter den Heilpflanzen

Omega 3: Die wiederentdeckte Fettsäure gegen Herz-Kreislauferkrankungen, Alzheimer, Depressionen, Arthrose, ADHS und Entzündungen

4 SuperFoods: Matcha-Tee, Kokosöl, Moringa-Baum, Zistrose (Sammelband 1)

Vitamin D: Das Superhormon gegen Herz-Kreislauferkrankungen, Krebs, Depressionen, Grippe und mehr…

Projekt Diät: Artgerecht zum Wohlfühlgewicht / Sammelband

4 SuperFoods: Vitamin D, Wasser, Gerstengrassaft, Omega 3 (Sammelband 2)

Waser: Das Lebenselixier für Gesundheit, Vitalität und Wohlbefinden

Das Vitamin K: Das vergessene Vitamin

Der Vitamin D & K Faktor: Der Rundumschutz für chronische Erkrankungen

Krafttraining: Kraft ist die bessere Medizin

Der Detox-Plan: Gesundheit, Lebensenergie und jünger aussehen durch natürliche Entgiftung

Zucker: Die (süße) tödliche Verführung [Fettleibigkeit, ADHS, Herz-Kreislauferkrankungen, Diabetes / WISSEN KOMPAKT]

Kokoswasser: Das Natürliche Elixier des Lebens (Anti-Aging, Entgiftung, Sport, Kokosnuss / WISSEN KOMPAKT)

Die Kokosnuss: Wunderfrucht von den Tropen (Sammelband)

10 Superfoods: Powerfoods für mehr Gesundheit, mehr Lebensenergie und natürliches Anti-Aging (Argan-Öl / Kurkuma / Baobab Affenbrotbaum / Chia Samen und mehr

Kakao: Die wundersame Heilkraft der Kakaobohne

Kokosöl: Das Wunder-Öl in der täglichen Praxis

10 Superfoods 2: Powerfoods für mehr Gesundheit, mehr Lebensenergie und natürliches Anti-Aging

10 Superfoods 3: Powerfoods für mehr Gesundheit

Chia-Samen: Wundersamen für mehr Gesundheit und Lebensenergie

Barfuß-Fitness: Wie unsere Füße unsere Gesundheit beeinflussen

Paleo 30: Mehr Wissen, mehr Erfolg (Steinzeiternährung)

Glutathion: Das Entgiftungs- und Anti-Aging Wunder

Die Kaizen-Diät: In kleinen Schritten zum Wohlfühlgewicht

Paleo Fast-Food: 33 Rezepte aus der Steinzeitküche

Paleo 30: Der ultimative Starter-Guide (Sammelband)

Vorsicht SITZEN: Die unterschätzte Gefahr

Ein gesunder Geist steckt in einem gesunden Körper **Band 1**

Ein gesunder Geist steckt in einem gesunden Körper **Band 2**

Avocado-Öl: Das wertvolle Pflanzenöl aus der Frucht der Avocado

Krill-Öl: Die neue Generation von Omega-3-Fettsäuren

Die Welt der Öle: Kokosnuss-Öl, Avocado-Öl & Krill-Öl (Sammelband)

Das Tabata-Prinzip: 4-Minuten-Workout für maximale Fitness

10.000 Schritte zum Wohlfühlgewicht: Schritt für Schritt erfolgreich abnehmen

Life Hacks "GESUNDHEIT": 20 präventive Anwendungen für Körper, Geist & Seele

Kurkuma: Das Wundergewürz mit Heilwirkung

OPC: Jung bleiben und alt werden mit dem antioxidativen Wirkstoff aus dem Traubenkern

Camu Camu: Die Vitamin C-reiche Powerfrucht aus den Tropen

MSM: Natürlicher Schwefel gegen chronische Erkrankungen

Vitamin C "Hochdosiert": Das unterschätzte Vitamin in der Ernährungslehre

Homepage:

www.meine-superfoods.com

www.my-kindle-ebooks.de

www.smoothie-guide.de

www.xylit-xylitol.com

www.der-paleo-lifestyle.de

Der "STEINZEIT-DIÄT" Online-Kurs:

www.steinzeit-paleo-diaet.de

Ich gebe Ihnen eine Garantie

Mir ist es sehr wichtig, dass Sie aus diesem Buch den größtmöglichen Nutzen ziehen. Sollten Sie dennoch enttäuscht sein und Sie keinerlei Nutzen verzeichnen könnten, dann schreiben Sie mir eine E-Mail und ich erstatte Ihnen ohne Wenn und Aber den Kaufpreis zurück.

In dieser Hinsicht vertraue ich Ihnen als ehrlichem Menschen.

Bitte um ein Feedback

Eine persönliche Bitte:

- Sollte irgendetwas in diesem Buch nicht stimmen.
- Sollte eine Behauptung nicht richtig sein.
- Haben Sie einen Abschnitt/oder ein Kapitel nicht verstanden?
- Haben Sie sich über einen Satz/einen Abschnitt aufgeregt?
- Habe ich irgendwo undeutliche Formulierungen benutzt?

Und ergänzend alles andere…

Dann nehmen Sie mit mir Kontakt auf:

info@my-kindle-ebooks.de

Dieser Weg ist mir lieber, als wenn der Leser dieses Buch mit negativen Gefühlen beschließt.

Rechtliches

Der Autor übernimmt keine juristische Verantwortung und keinerlei Haftung für Schäden, die aus der Benutzung dieses E-Books / Buch entstehen. Außerdem ist der Autor nicht verpflichtet, Folge- oder mittelbare Schäden zu ersetzen. Gewerbliche Kennzeichen- und Schutzrechte bleiben von diesem Titel unberührt.

Das Werk ist einschließlich aller Teile urheberrechtlich geschützt. Das vorliegende Werk dient nur dem privaten Gebrauch. Alle Rechte, auch die der Übersetzung, des Nachdrucks und der Vervielfältigung dieses Titels oder von Teilen daraus, verbleiben beim Autor.

Ohne die schriftliche Einwilligung des Autors darf kein Teil dieses Dokumentes in irgendeiner Form oder auf irgendeine elektronische oder mechanische Weise für irgendeinen Zweck vervielfältigt werden.

Haftungsausschluss/Disclaimer

Der Besuch unserer Seiten kann nicht den Arzt ersetzen. Suchen Sie bei unklaren oder heftigen Beschwerden unbedingt einen Arzt auf! Die Informationen auf unseren Seiten sind vom Autor und Verlag sorgfältig recherchiert und zusammengestellt worden.

Dennoch kann keine Garantie übernommen werden. Die hier dargestellten Informationen dienen nicht Diagnosezwecken oder als Therapieempfehlung. Eine Haftung des Autors und Verlages für Personen-, Sach- und Vermögensschäden durch die Gesundheitstipps und Rezepte auf unseren Seiten wird ausgeschlossen.

Herausgeber:

Michael Iatroudakis
Drewitzer Str. 1
14478 Potsdam
Tel.: Auf Anfrage

Email: info@my-kindle-ebooks.de

www.ingramcontent.com/pod-product-compliance
Lightning Source LLC
Chambersburg PA
CBHW071252280526
45788CB00004B/1680